HYPERTENSION

CE QUE VOUS DEVEZ SAVOIR

(QUESTIONS ET REPONSES)

Par Rumi Michael Leigh

Introduction

Je voudrais vous remercier et vous féliciter pour le téléchargement de ce livre, *"hypertension, ce que vous devez savoir (questions et réponses)"* séries.

Ce livre vous aidera à comprendre, à réviser et à avoir de bonnes connaissances générales et des mots-clés sur l'hypertension et mieux comprendre ce que vivent les gens qui souffrent de cette maladie.

Encore merci d'avoir téléchargé ce livre, j'espère que vous l'apprécierez !

Chapitre 1

1)   Qu'est-ce que l'hypertension ?

-   L'hypertension est l'augmentation de la pression artérielle due au rétrécissement des artères.

2)   Quelle est la valeur de la pression artérielle normale ?

-   La valeur de la pression artérielle normale est de 120/80.

3)   Qu'est-ce que représente 120 dans une pression artérielle normale ?

-   Il représente la contraction du cœur.

4)   Que représente 80 dans une pression artérielle normale ?

-   Il représente la relaxation du cœur.

5)   Pourquoi l'hypertension est-elle considérée comme un tueur silencieux ?

-   L'hypertension est considérée comme un tueur silencieux car une personne peut en souffrir pendant longtemps sans le savoir et l'hypertension ne présente habituellement aucun symptôme.

6)   Quelles sont les causes de l'hypertension ?

- Les causes de l'hypertension sont le stress, un taux de cholestérol élevé, l'obésité, le tabagisme, la consommation excessive de caféine, les antécédents familiaux, le manque d'activité physique, l'âge, le diabète, la grossesse, la maladie rénale chronique, etc.

7) Comment mesure-t-on la pression artérielle ?

- La pression artérielle est mesurée à l'aide d'un tensiomètre.

8) De quoi dépend la pression artérielle ?

- La pression artérielle dépend du débit cardiaque et de la résistance artérielle systémique.

Chapitre 2

1)   Le sport est-il dangereux pour les personnes souffrant d'hypertension ?

-    Non, ils devraient faire du sport avec modération.

2)   Comment réduire la pression artérielle ?

-    On peut réduire la pression artérielle par des exercices physiques, en arrêtant de fumer, en perdant du poids, en diminuant sa consommation d'alcool, en mangeant sainement (par exemple : en diminuant sa consommation de sel), etc.

3)   Combien de temps dure le traitement de l'hypertension ?

-    L'hypertension (artérielle) est traitée à vie.

4)   Nommer les signes précoces courants de l'hypertension.

-    Les signes précoces courants de l'hypertension sont le saignement du nez, les maux de tête, etc.

5)   Quels sont les objectifs du traitement de l'antihypertenseur ?

-    Les objectifs du traitement de l'hypertenseur sont de normaliser la pression artérielle et prévenir les complications.

6)   Définir la vasoconstriction.

-     La vasoconstriction est le rétrécissement des vaisseaux sanguins.

7)   Quel est l'effet de la vasoconstriction ?

-     La vasoconstriction augmente la pression artérielle.

8)   Définir la vasodilatation.

-     La vasodilatation est l'élargissement des vaisseaux sanguins.

9)   Quel est l'effet de la vasodilatation ?

-     La vasodilatation diminue la pression artérielle.

10)   Quels sont les dangers des aliments transformés en relation avec l'hypertension ?

-     Les aliments transformés contiennent beaucoup de sel ce qui contribue à l'hypertension.

Chapitre 3

1) Qu'est-ce que la préhypertension ?

- La préhypertension est la première étape de l'hypertension artérielle. C'est lorsque la valeur de la pression artérielle est légèrement ou modérément supérieure à la normale. C'est un signe d'avertissement.

2) Qu'est-ce que l'hypertension maligne ?

- L'hypertension maligne est une pression artérielle très élevée et une urgence médicale.

3) Quel est le danger majeur de l'hypertension maligne ?

- L'hypertension maligne peut causer des dommages aux organes.

4) Quels sont les types d'hypertension ?

- L'hypertension primaire et l'hypertension secondaire.

5) Qu'est-ce que l'hypertension primaire ?

- L'hypertension primaire est une pression artérielle élevée qui se développe progressivement sur une très longue période sans cause spécifique.

6) Quel est l'autre nom pour l'hypertension primaire ?

- L'hypertension artérielle essentielle.

7) Qu'est-ce que l'hypertension secondaire ?

- L'hypertension secondaire est une hypertension artérielle apparaissant soudainement à la suite de maladies ou d'affections telles que les maladies congénitales, rénales, etc.

8) Nommer les maladies causées par l'hypertension.

- L'insuffisance cardiaque, l'insuffisance coronaire, l'accident vasculaire cérébral, l'insuffisance rénale, l'artérite, le trouble du rythme, la cécité, etc.

9) Comment appelle-t-on l'infarctus du myocarde?

- La crise cardiaque.

10) L'hypertension peut-elle affecter le cerveau ?

- Oui.

Chapitre 4

1)   Comment l'hypertension affecte-t-elle le cerveau ?

-    L'hypertension peut provoquer un accident vasculaire cérébral.

2)   Qu'est-ce qu'un accident vasculaire cérébral ?

-    Un accident vasculaire cérébral est un manque de circulation sanguine au niveau du cerveau ce qui provoque la mort cellulaire.

3)   Quels sont les types d'accident vasculaire cérébral ?

-    Les types d'accident vasculaire cérébral sont ischémique et hémorragique.

4)   Qu'est-ce qu'un accident vasculaire cérébral ischémique ?

-    Un accident vasculaire cérébral ischémique est un accident vasculaire cérébral dû à un manque de circulation sanguine.

5)   Qu'est-ce qu'un accident vasculaire cérébral hémorragique ?

-    Un accident vasculaire cérébral hémorragique est un accident vasculaire cérébral dû à un saignement.

6)   Comment l'hypertension affecte-t-elle les reins?

-      L'hypertension peut provoquer une insuffisance rénale.

7)   Qu'est-ce que l'insuffisance rénale ?

-      L'insuffisance rénale est quand le rein ne peut plus remplir sa fonction.

8)   Qu'est-ce que l'artérite ?

-      L'artérite est quand les parois des artères deviennent enflammées.

9)   Qu'est-ce que la natriurèse ?

-      La natriurèse est l'élimination urinaire du sodium.

10)   Comment l'hypertension affecte-t-elle le cœur ?

-      L'hypertension peut provoquer une insuffisance cardiaque congestive.

Chapitre 5

1)   Quels médicaments sont utilisés pour le traitement de la pression artérielle ?

-    Les diurétiques, les bloqueurs des canaux calciques, les bêtabloquants, les alpha-bloquants, les antihypertenseurs, les vasodilatateurs, les antagonistes des récepteurs de l'angiotensine-2.

2)   Quelles sont les indications des diurétiques ?

-    Le traitement de l'hypertension, de l'œdème, de l'insuffisance cardiaque, etc.

3)   Quelles sont les classifications des diurétique?

-    Les diurétiques de l'anse, les diurétiques osmotiques, les diurétiques épargneurs de potassium et les diurétiques thiazidiques.

4)   Quelles sont les caractéristiques des diurétiques de l'anse ?

-    Les diurétiques de l'anse sont rapides, puissants et de courte durée.

5)   Quelle est la durée des diurétiques de l'anse ?

-    La durée des diurétiques de l'anse est de 6 heures.

6)   Donner un exemple de diurétique de l'anse.

-      Le Lasix.

7)   Qu'est-ce qu'un œdème ?

-      Un œdème est l'accumulation de fluides dans un tissu.

8)   Quels sont les effets secondaires généraux des diurétiques ?

-      Les effets secondaires généraux des diurétiques sont la déshydratation, la soif, l'allergie, l'insuffisance rénale, l'hypotension, l'hypokaliémie, l'hyponatrémie.

9)   Quelles sont les caractéristiques des diurétiques thiazidiques ?

-      Les caractéristiques des diurétiques thiazidiques sont l'efficacité moyenne et une hyperglycémie.

10)   Donner un exemple de diurétique thiazidique.

-      L'Esidrex.

Chapitre 6

1) Quelles sont les caractéristiques des diurétiques épargneurs de potassium ?

- Les diurétiques épargneurs de potassium sont lents et entraînent une perte de potassium.

2) Quelle est la fonction du potassium sur le cœur?

- Le potassium permet au cœur de travailler efficacement.

3) Quels diurétiques peuvent causer l'impuissance chez l'homme ?

- Les diurétiques épargneurs de potassium.

4) Qu'est-ce que l'hyperkaliémie ?

- L'hyperkaliémie est un taux élevé de potassium dans le sang.

5) Quels sont les signes d'hyperkaliémie ?

- Les signes d'hyperkaliémie sont l'anxiété, les crampes abdominales, la diarrhée, l'arythmie, etc.

6) Qu'est-ce que l'hypokaliémie ?

- L'hypokaliémie est un faible taux de potassium dans le sang.

7)	Quels sont les signes d'hypokaliémie ?

-	Les signes d'hypokaliémie sont les crampes, la fatigue, les nausées et vomissements, les troubles du rythme.

8)	Qu'est-ce que la natrémie ?

-	La natrémie est la concentration de sodium dans le sang.

9)	Qu'est-ce qu'on appelle une concentration élevée de sodium dans le sang ?

-	L'hypernatrémie.

10)	Qu'est-ce qu'on appelle une faible concentration de sodium dans le sang ?

-	L'hyponatrémie.

Chapitre 7

1) Quels sont les signes d'hyponatrémie ?

- Les signes d'hyponatrémie sont la faiblesse musculaire, les vertiges, les crampes etc.

2) Quelle est la fonction des inhibiteurs de l'enzyme de conversion de l'angiotensine ?

- Les inhibiteurs de l'enzyme de conversion de l'angiotensine empêchent la conversion de l'angiotensine 1 en angiotensine 2.

3) Quelles sont les contre-indications des inhibiteurs de l'enzyme de conversion de l'angiotensine ?

- Les contre-indications des inhibiteurs de l'enzyme de conversion de l'angiotensine sont l'insuffisance rénale, l'hyperkaliémie, la grossesse, l'allaitement, etc.

4) Quelle est la fonction de l'angiotensine 2 ?

- L'angiotensine 2 est un puissant vasoconstricteur.

5) Quels sont les antagonistes de l'angiotensine 2 ?

- Les Sartans.

6) Quel est le pouvoir actif de l'angiotensine 1 ?

- Il n'y a aucun pouvoir actif de l'angiotensine 1.

7) Que faut-il pour activer l'angiotensine 1 ?

- Pour activer l'angiotensine 1, il faut l'enzyme de conversion de l'angiotensine.

8) Quel est le rôle des inhibiteurs de l'enzyme de conversion de l'angiotensine par rapport à la natriurèse ?

- Les inhibiteurs de l'enzyme de conversion de l'angiotensine entraînent une augmentation de la natriurèse et induisent une vasodilatation rénale.

9) Quels sont les effets secondaires des inhibiteurs de l'enzyme de conversion de l'angiotensine ?

- Les effets secondaires des inhibiteurs de l'enzyme de conversion de l'angiotensine sont la toux sèche, l'hyperkaliémie, etc.

10) Expliquer le mécanisme du système rénine-angiotensine.

- La rénine travaille avec l'angiotensinogène pour produire l'angiotensine 1 et devient l'angiotensine 2 avec la présence d'une enzyme de conversion qui provoque finalement une vasoconstriction et une libération d'aldostérone.

Chapitre 8

1)   Quels sont les effets secondaires des inhibiteurs de l'enzyme de conversion ?

-   Les effets secondaires des inhibiteurs de l'enzyme de conversion sont l'hyperkaliémie, la diminution de la filtration glomérulaire, l'hypotension artérielle, la toux sèche, l'asthénie, etc.

2)   Que se passe-t-il lorsque les inhibiteurs de l'enzyme de conversion sont pris avec du lithium?

-   Lorsque les inhibiteurs de l'enzyme de conversion sont pris avec du lithium, il y a une augmentation de la lithémie.

3)   Qu'est-ce que la lithémie ?

-   La lithémie est le taux de lithium dans le sang.

4)   Quelles sont les fonctions des bêtabloquants ?

-   Les bêtabloquants ralentissent ou diminuent la charge de travail du cœur.

5)   Quels sont les effets secondaires des bêtabloquants ?

-   Les effets secondaires des bêtabloquants sont la bradycardie, l'hypotension artérielle, l'insuffisance cardiaque, l'hypoglycémie, l'asthénie, l'allergie, l'impuissance, etc.

6)   Quelles sont les contre-indications absolues des bêtabloquants ?

-     Les contre-indications absolues des bêtabloquants sont l'asthme et les patients dont le pouls est inférieur à 50 battements par minute.

7)   Quelles sont les contre-indications relatives pour les bêtabloquants ?

-     Les contre-indications relatives pour les bêtabloquants sont l'insuffisance cardiaque, le diabète, etc.

8)   Pouvez-vous arrêter brusquement de prendre des bêtabloquants ?

-     Non, on ne peut pas arrêter brusquement de prendre des bêtabloquants.

9)   Comment arrête-t-on de prendre des bêtabloquants ?

-     On arrête de prendre des bêtabloquants de manière progressive.

10)   Que peut-il arriver à l'arrêt brutal des bêtabloquants ?

-     L'arrêt brutal des bêtabloquants peut provoquer le risque d'infarctus, des maux de tête, des tremblements, l'arrêt cardiaque, le risque de mort subite, des troubles du rythme, etc.

Chapitre 9

1)   Pourquoi les bêtabloquants doivent-ils être arrêtés 24 à 48 heures avant une opération ?

-   Les bêtabloquants doivent être arrêtés 24 à 48 heures avant une opération en raison d'une diminution du volume sanguin.

2)   Donner un exemple de classe de médicaments pour la pression artérielle qui affecte le débit cardiaque.

-   Les bêtabloquants.

3)   Qu'est-ce que le débit cardiaque ?

-   Le débit cardiaque est le nombre de battements par minute du cœur.

4)   Qu'est-ce que le chronotrope négatif ?

-   Le chronotrope négatif est une diminution de la fréquence cardiaque.

5)   Qu'est-ce que le dromotrope négatif ?

-   Le dromotrope négatif est une diminution de la vitesse de conduction auriculo-ventriculaire.

6)   Qu'est-ce que l'inotrope positif ?

-   L'inotrope positif est une augmentation de la force de contraction du myocarde.

7) Qu'est-ce que le myocarde ?

- Le myocarde est le tissu musculaire involontaire du cœur.

8) Les médicaments contre le rhume peuvent-ils causer une hypertension artérielle ?

- Oui, les médicaments contre le rhume peuvent provoquer une hypertension artérielle.

9) Comment les médicaments contre le rhume provoquent-ils une hypertension artérielle ?

- Les médicaments contre le rhume provoquent une hypertension artérielle car ils contiennent des AINS.

10) Quels sont les AINS ?

- Les AINS sont des anti-inflammatoires non stéroïdiens qui aident à soulager la douleur, à diminuer l'inflammation, à diminuer la fièvre et à prévenir la formation de caillots sanguins.

Chapitre 10

1) L'hypertension artérielle peut-elle affecter les yeux ?

- Oui, l'hypertension artérielle peut affecter les yeux.

2) Comment l'hypertension affecte-t-elle les yeux?

- L'hypertension peut affecter la rétine et causer une vision floue.

3) L'hypertension pourrait-elle mener à la démence ?

- Oui l'hypertension pourrait mener à la démence.

4) Comment l'hypertension pourrait-elle mener à la démence ?

- L'hypertension peut entraîner une démence due à un flux sanguin insuffisant dans le cerveau en raison du rétrécissement des artères.

5) Qu'est-ce que l'asthénie ?

- L'asthénie est une faiblesse ou un manque d'énergie du corps. Cette faiblesse ou manque d'énergie pourrait concerner le corps en entier ou certaines parties du corps.

6)   Quels diurétiques peuvent causer une surdité irréversible ?

-      Les diurétiques de l'anse peuvent causer une surdité irréversible.

7)   Quels sont les signes de déshydratation ?

-      Les signes de déshydratation sont la soif, la bouche sèche, les plis cutanés accrus, etc.

8)   Quels sont les effets secondaires de Sartans ?

-      Les effets secondaires de Sartans sont les vertiges, la fatigue, l'hyperkaliémie, l'hypotension, l'hypoglycémie, l'insuffisance rénale, etc.

9)   Quelles sont les contre-indications de Sartans?

-      Les contre-indications de Sartans sont 'insuffisance hépatique, l'insuffisance rénale, la grossesse, etc.

10)   Quelles sont les contre-indications des médicaments anti-calcium ?

-      Les contre-indications des médicaments anti-calcium sont la grossesse et l'allaitement, l'hypotension, le dysfonctionnement des sinus, etc.

Chapitre 11

1)   Quels sont les effets des bloqueurs des canaux calciques ?

-    Les bloqueurs des canaux calciques diminuent la force de contraction du cœur, ils diminuent donc le travail du cœur.

2)   Quelles sont les indications des bloqueurs des canaux calciques ?

-    Les indications des bloqueurs des canaux calciques sont l'hypertension artérielle, l'insuffisance cardiaque, etc.

3)   Quels sont les effets secondaires des bloqueurs des canaux calciques ?

-    Les effets secondaires des bloqueurs des canaux calciques sont les céphalées, les palpitations, la constipation, l'hypotension, l'œdème des membres inférieurs, etc.

Conclusion

Merci encore une fois d'avoir téléchargé ce livre. J'espère que cela vous a aidé à comprendre l'effet de l'hypertension sur la vie des gens qui souffrent de cette maladie.

S'il vous plaît, si vous avez apprécié ce livre, j'aimerais que vous laissiez un commentaire. Il serait apprécié.

Je vous remercie.

www.ingramcontent.com/pod-product-compliance
Lightning Source LLC
Chambersburg PA
CBHW031922270726

48655CB00007BA/3232